CONSIDÉRATIONS

SUR

LE TÉTANOS

ET SON TRAITEMENT

PAR

LE Dr ARIBAUD

Ancien interne des hôpitaux de Lyon,
Encouragement de l'Académie de médecine de Paris,
Lauréat de l'Association des médecins de la Côte-d'Or,
Membre correspondant
de la Société nationale de médecine de Lyon.

LYON

ASSOCIATION TYPOGRAPHIQUE

C. RIOTOR, rue de la Barre, 12.

1879

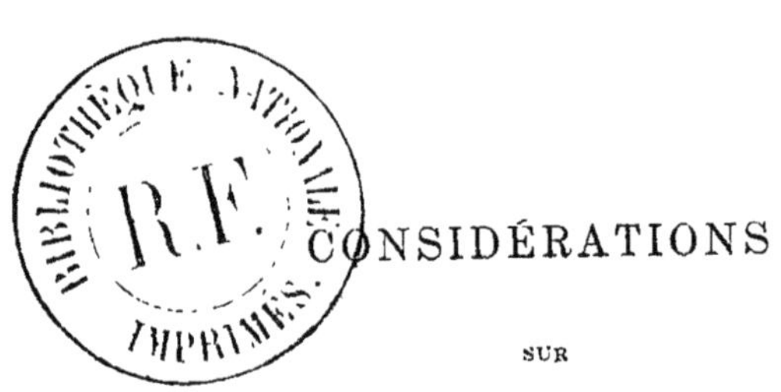

CONSIDÉRATIONS

SUR

LE TÉTANOS ET SON TRAITEMENT

CONSIDÉRATIONS

SUR

LE TÉTANOS

ET SON TRAITEMENT

PAR

LE Dr ARIBAUD

Ancien interne des hôpitaux de Lyon,
Encouragement de l'Académie de médecine de Paris,
Lauréat de l'Association des médecins de la Côte-d'Or,
Membre correspondant
de la Société nationale de médecine de Lyon.

LYON

ASSOCIATION TYPOGRAPHIQUE

C. RIOTOR, rue de la Barre, 12.

—

1879

CONSIDÉRATIONS

LE TÉTANOS ET SON TRAITEMENT

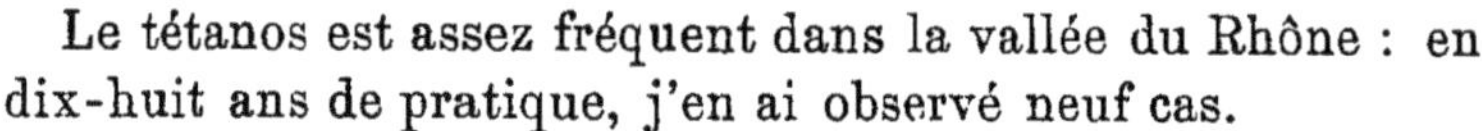

Le tétanos est assez fréquent dans la vallée du Rhône : en dix-huit ans de pratique, j'en ai observé neuf cas.

De ces cas de tétanos que j'ai eu à soigner :

Deux s'accompagnaient de plaies contuses légères du crâne.

Un, d'une plaie contuse superficielle du dos de la main.

Un, d'une plaie contuse de la face, région de la pommette.

Un, d'une mutilation de l'index par broiement dans un engrenage.

Un, d'une plaie d'amputation de la jambe au lieu d'élection, nécessitée par l'écrasement du membre sous les roues d'une locomotive.

Un, d'une plaie contuse de la phalangette du pouce, sans lésion osseuse.

Un, de vastes ulcères scrofuleux aux avant-bras.

Enfin, le dernier est un cas de tétanos sans plaie, chez un rhumatisant névropathique.

En résumé : sept plaies d'origine traumatique, une plaie d'origine diathésique et un cas sans lésion extérieure.

Toutes les plaies étaient contuses, sauf la plaie d'amputation ; cinq étaient des blessures insignifiantes, ayant à peine préoccupé l'esprit des blessés eux-mêmes.

Une, la plaie de l'index, était une plaie de moyenne gravité.

Seule la plaie d'amputation était une plaie large et sérieuse,

Trois de ces plaies n'avaient pas été soignées par des médecins, tellement les blessés leur attachaient peu d'importance et tellement peu elles les indisposaient.

Une avait été vue une fois par moi six jours avant la mort du blessé, dont le tétanos fut très-aigu; jusque-là le porteur avait continué son travail avec peu de chose ou même rien sur sa plaie.

Une avait été pansée par un médecin le jour de l'accident : c'était la plaie de la pommette.

Une, la plaie de l'index avait été également pansée peu d'instants après l'accident, par un médecin qui avait régularisé la plaie en pratiquant l'ablation de la partie arrachée, laquelle ne tenait plus que par des débris de parties molles.

Cette plaie continuait à être pansée, surveillée par ce médecin.

Enfin l'amputé était dans un petit hôpital.

Quant aux ulcères scrofuleux, ils étaient assez mal soignés par le porteur qui, ainsi que les cinq blessés attteints de plaies superficielles, avait continué à vaquer à ses occupations habituelles, ces derniers dès le jour ou dès les premiers jours après l'accident.

Un premier fait frappe l'esprit quand on considère cette petite statistique qui m'est personnelle : c'est l'apparition d'une complication aussi grave, à la suite de blessures aussi bénignes, sauf l'amputation.

En outre, aucune de ces blessures ne présente les conditions classiques de nature, en tant que plaies, qui passent pour prédisposer au tétanos.

La plaie seule de l'index était une plaie déchirée, arrachée; mais cette disposition avait été corrigée par le premier pansement, puisque le médecin l'avait à ce moment régularisée et transformée en plaie mieux sectionnée.

A côté de cela, je me reporte aux nombreux cas de plaies plus graves que j'ai eu l'occasion d'observer, et en particulier aux plaies par armes à feu (accidents de chasse) que mon père et moi avons eu si souvent à soigner.

Je veux parler des accidents constitués par des plaies de la main, suite de la décharge dans cette région d'une arme tenue imprudemment, et surtout de celles produites par le bris de l'arme au moment de l'inflammation de la charge : le chasseur visant le gibier.

Ces accidents sont d'une fréquence réellement déplorable à la campagne; je ne sais plus maintenant le nombre de ceux plus ou moins graves que j'ai eu à soigner : j'en ai compté jusqu'à cinq le même hiver.

Ces blessures tiennent souvent à la mauvaise qualité de l'arme ou de la charge; à ce que cette charge est vieille; au refroidissement de l'arme dans la saison rigoureuse, surtout si cette arme a été entreposée sur le sol; à l'obstruction du canon par un bouchon de terre, le braconnier se sauvant des gendarmes; à la mauvaise habitude de tirer plus souvent du même côté dans le fusil à deux coups à baguette; mais j'en ai vu se produire hors de ces conditions et avec des armes de luxe.

Eh bien, jamais mon père et moi n'avons observé dans ces cas de grandes complications des plaies, sauf la fièvre des premiers jours et quelquefois le délire nerveux, et particulièrement jamais le tétanos; ce qui est bien fait pour étonner, surtout dans des plaies qui réalisent au plus haut degré les conditions réputées favorables à cette complication.

Il faut bien, je le reconnais, faire la part de l'immunité relative de toute plaie chirurgicale ou accidentelle soignée loin des grandes agglomérations, soit de blessés, soit d'hommes sains, mais entassés dans un espace relativement trop étroit.

Mais cette immunité est loin d'être absolue, surtout pour le tétanos, comme le démontre le nombre relativement assez considérable de cas de cette rare complication que j'ai pu observer en dix-huit ans de pratique dans un périmètre qui ne dépasse pas dix-sept kilomètres.

Est-ce purement de la chance? mais il est difficile d'admettre que cette chance dure, en y comprenant la pratique de mon père et la mienne dans le même milieu, depuis bientôt cinquante ans.

Cependant la nature même de ces plaies toutes à la main,

déchirées, arrachées, brûlées, intéressant des parties tendineuses, abondamment pourvues de filets nerveux, accompagnées en général d'une grande perte de sang qui met rapidement le blessé surpris, effrayé, dans un état voisin de la syncope, et cela en rase campagne le plus souvent, loin des habitations, loin de tout secours médical ou autre, en hiver, avec la neige, la bise glaciale qui achève de refroidir le blessé saigné à blanc.

Quelques détails sur la nature de ces plaies :

Suivant le côté du canon où se produit la fente dans l'arme à un seul coup ; suivant le canon qui fait explosion dans le fusil double, le chasseur entourant la culasse avec la main, c'est l'hypothénar qui sera atteint, les phalanges de l'auriculaire, de l'annulaire qui seront arrachées ou mutilées. De l'autre côté, c'est le thénar, le pouce et l'index.

Suivant la situation de la main, le siége de l'éclatement, la dilacération atteindra le corps et même l'avant-bras à sa partie inférieure.

Il n'est pas rare de voir le pouce séparé de l'index par un sillon creusé par l'arrachement, la déchirure plus ou moins complète du muscle adducteur.

En résumé : dilacération des parties molles, de la peau, des muscles, des tendons, des filets nerveux ; mise à nu des os, ouverture des articulations, des gaînes tendineuses ; fractures, arrachement des phalanges, fractures des métacarpiens.

On ne peut pas rêver mieux pour arriver au tétanos.

Eh bien, jamais je ne l'ai vu dans ces cas !

Il est vrai que je suis la pratique de mon père dans le traitement de ces plaies.

Après avoir eu de grandes tentations au début de régulariser des plaies aussi compliquées par une amputation, j'ai, pour plusieurs raisons, tenté la conservation, bien qu'elle me parût téméraire ; j'ai réussi, et depuis j'ai continué sans avoir eu jusqu'à ce jour à m'en repentir.

Après avoir lavé, nettoyé la plaie pour y voir un peu clair, je résèque les fragments qui me semblent hors de service, j'abats les phalanges qui ne tiennent plus guère, je simplifie la plaie le mieux possible ; surtout je profite de ce qui me reste de peau pour recouvrir autant que je le puis.

Je fais beaucoup de points de suture métallique, je les fais assez profonds et peu serrés en vue de la réaction locale ordinairement violente ; je finis de rejoindre, de couvrir, de maintenir ce que j'ai rapproché par des bandelettes nombreuses. J'ai rarement une ligature à faire : le plus souvent les artères compromises, déchirées, arrachées, se sont rétractées et ne donnent pas d'hémorrhagie secondaire.

Je fais de l'irrigation froide plus ou moins longtemps, suivant la réaction locale ; je me guide sur la température de la partie blessée. Au bout de quarante-huit à soixante heures, je lève le premier appareil et je commence un pansement biquotidien, car ces plaies suppurent beaucoup ; ce pansement est toujours antiseptique.

Au lieu du styrax, du charbon, du baume du Commandeur qu'employait mon père, je me sers de glycérine alcoolisée et phéniquée.

Tous les trois ou quatre jours, je renouvelle mes bandelettes, je les applique nombreuses toujours et de façon à ce qu'elles ne laissent que quelques points découverts, nécessaires pour faciliter l'écoulement du pus et permettre le contact des liquides employés dans le pansement.

Mes sutures ne me donnent jamais de réunion immédiate que par place ; mais cela simplifie déjà beaucoup la plaie au bout de peu de jours ; la guérison est lente, longue même ; mais mes blessés guérissent sans accidents.

Ils sont estropiés plus ou moins, mais il leur reste plus ou moins de leur main ; cela vaut toujours mieux qu'un moignon d'amputation, et est plus utilisable pour un métier quelconque.

Ceux qui, destinés fatalement à une infirmité sérieuse, achètent par la longueur des souffrances et de la suppuration les débris de main qu'ils conservent, sont-ils exposés par moi, en vertu de cette détermination conservatrice systématique à des complications dangereuses, plus dangereuses qu'une amputation ?

Jusqu'à ce jour, malgré l'apparence contraire, les faits ont répondu par la négative.

Je le répète, car il s'agit de cas très-nombreux dont quelques-uns très-graves, malgré la nature de ces plaies, malgré leurs mauvaises conditions au point de vue d'une cicatrisation facile et rapide, je ne les ai jamais vues se compliquer de quoi que ce soit, et en particulier du tétanos par lequel elles semblent faites exprès; quand j'ai vu, au contraire, cette complication survenir avec des plaies qui semblaient théoriquement, classiquement, devoir en être indemnes.

Cette immunité doit donc tenir à quelque chose? C'est ce que j'examinerai plus loin.

Si j'entre dans ces détails un peu longs et un peu fastidieux au sujet de la nature des plaies dont je viens de parler et du traitement que je leur applique, ce n'est pas pour faire étalage des résultats heureux que j'ai obtenus ; c'est que cela doit me servir pour la thèse que je soutiens à propos du sujet qui m'occupe ici : le tétanos.

J'ai naturellement cherché à m'expliquer cette contradiction apparente aussi singulière qu'elle est en opposition avec ce qu'on admet généralement à propos des causes qui favorisent l'apparition du tétanos à la suite de lésions traumatiques.

Une première considération ressort donc pour moi des faits que j'ai observés : c'est que la nature de la plaie ne fait évidemment pas tout dans la production du tétanos ; que même le rôle qu'elle joue dans ce cas est assez limité, puisque je vois cette complication sévir dans des plaies bénignes et épargner continuellement une série de plaies compliquées.

Il y a donc lieu de rechercher les autres éléments qui entrent dans la solution de ce problème, des causes qui favorisent le tétanos.

Quelles sont les causes connues invoquées dans ce cas ?

1° *Le traumatisme*. On le définit « l'état dans lequel une plaie grave met l'organisme. »

C'est un ensemble composé d'une lésion plus ou moins profonde, produite brusquement par une cause accidentelle ou chirurgicale, avec perte de substance, écoulement de sang, douleur, escortée des circonstances extrinsèques de l'accident ou de l'opération : crainte, frayeur, appréhension de l'avenir, conditions morales du blessé à ce moment.

Je ne vois là qu'un ensemble d'influences dépressives, plaçant le sujet qu'elles ébranlent d'une façon complexe dans des conditions défavorables au point de vue de la lutte qu'il a à soutenir contre tout ce qui tend à détruire son organisme.

Cette cause, du reste (le traumatisme), doit avoir son summum d'activité au moment de l'accident, ou dans les premiers instants qui le suivent.

A mesure qu'on s'éloigne du concours de circonstances qui constituent cette cause complexe, elle doit tendre forcément à s'affaiblir de plus en plus, laissant derrière elle les ravages qu'elle a opérés, les lésions qu'elle a déterminées.

C'est donc au moment de l'accident qu'on devrait observer le tétanos, comme on voit apparaître le délire nerveux, si le tétanos dépendait, comme ce dernier, du traumatisme. Pas du tout, c'est toujours plusieurs jours, quelquefois beaucoup de jours après.

J'ai recherché quelle était la date de l'apparition du tétanos après la lésion dans les sept cas d'origine traumatique que j'ai observés.

La voici à peu près exacte pour trois cas, très-exacte pour les quatre autres :

    1° Plaie contuse du crâne.....   8 jours.
    2° Plaie contuse du crâne   9   —
    3° Plaie contuse de la main....   10   —
    4° Plaie du pouce   12   —
    5° Plaie de la face   15   —
    6° Plaie de l'index..........   15   —
    7° Amputation...............   15   —

Il faudrait donc supposer que ce qu'on appelle le traumatisme exerce une action productrice dans ce cas, qui deviendrait d'autant plus puissante qu'on s'éloigne davantage des conditions qui le constituent. C'est inadmissible.

De plus, où est l'ébranlement grave de l'organisme, absolument d'abord au moment de l'accident et surtout à cette date, dans une petite plaie contuse de la pommette ou du crâne, produite par la chute du sujet sur le sol, dans une plaie du dos de la main, occasionnée par la pression d'une balle de légumes mal chargée ; chez les blessés qui continuent à aller à vingt kilomètres vendre au marché leurs produits, comme la femme qui avait cette dernière plaie, ou à conduire leur attelage, comme le charretier porteur de la plaie du pouce, blessé qui commence à s'occuper de sa plaie six jours avant sa mort, poussé à venir me la montrer par la douleur qu'il y ressentait et par l'injonction de son patron, lequel trouve que cette plaie, peu ou pas protégée, n'a pas bonne tournure et semble mériter quelque soin ?

Si donc cette cause peu définissable, complexe, qu'on appelle le traumatisme, joue un rôle quelconque dans la production du tétanos, autre que celui de cause efficiente de la solution de continuité, de cause dépressive générale de l'organisme, comment se trouve-t-elle en désaccord avec un si grand nombre de faits dans lesquels son action ne peut être sérieusement invoquée ?

2° *La douleur.*

Sans vouloir dire qu'elle est son action sur la production du tétanos, il faut bien reconnaître que, de même que pour le traumatisme, les faits sont loin de lui donner une importance certaine et surtout régulière dans ce cas.

Un blessé qui a la main broyée par la rupture de son arme souffre autrement plus que la femme à la plaie contuse du dos de la main qui continue son commerce de maraîchère, ou que le patient blessé à la pommette qui se promène.

3° *Le froid.*

Son action incontestable est trop bien établie pour qu'elle n'entre pas en ligne de compte dans ce cas.

Mais est-elle immédiate cette action ? ou, comme je le crois, le froid agit-il secondairement par la modification qu'il détermine dans la manière d'être de la plaie !

Enfin, la retrouve-t-on toujours cette action du froid sur le blessé ? Je l'ai recherchée avec soin dans mes neuf cas de tétanos. Voici ce que je trouve :

La femme blessée à la main : plaie contuse superficielle, avait enduré bien froid peu de temps avant l'apparition du tétanos : elle était revenue du marché, la nuit, de vingt kilomètres, perchée sur sa charrette découverte.

Le patient blessé à la pommette continuait à sortir, il est vrai, depuis que sa plaie commençait à se cicatriser. A-t-il pris froid ? Je ne le sais. La saison n'était pas froide.

Le blessé au pouce sortait, travaillait dehors ; mais il faisait chaud.

Les deux blessés au crâne ne se tenaient pas renfermés, il est vrai ; mais la saison était douce.

Le blessé de l'index avait voulu se promener au dehors malgré la saison rigoureuse ; mais il était sorti bien vêtu, sa main bien couverte et pansée.

Le rhumatisant névropathique (tétanos spontané) était descendu dans sa cave étant en sueur et y avait séjourné quelques instants.

L'amputé était couché dans une salle d'hôpital, loin des portes, des fenêtres ; on était en automne.

Le porteur d'ulcères scrofuleux sortait et travaillait dehors comme d'habitude.

En résumé : impression d'un froid rigoureux certaine dans un cas (plaie de la main).

Impression subite du froid sur la peau en sueur dans un autre (tétanos spontané).

Impression possible du froid probable même, chez le blessé à l'index.

Et puis, rien de sérieux chez les autres, rien qui mérite d'être noté ; car alors il faudrait admettre qu'un blessé, quelque bénigue que soit l'affection dont il est porteur, devrait, pour éviter le tétanos, vivre dans un milieu d'une fixité de température irréalisable.

L'air est vif dans la vallée du Rhône, mais il est vif pour tous les blessés indistinctement.

Or, cette impression du froid, je la retrouve dans la plupart de mes accidents de chasse.

Ces accidents arrivent presque toujours en hiver, souvent quand la terre est couverte de neige ; les hommes m'arrivent le plus souvent dans mon cabinet en voiture découverte ou à pied, soutenus par un camarade, perdant leur sang le long du chemin, presque en syncope, la main à peine enveloppée d'un mouchoir, d'un torchon, d'une blouse ficelée autour du poignet.

Une fois pansés ils s'en retournent de la même façon.

Tous les trois ou quatre jours, ils viennent de plus ou moins loin faire renouveler leur bandelettes, défaire leurs sutures, inspecter leurs plaies, en char-à-bancs, en charrette, à pied ; il ne fait pas toujours bien bon à se promener dans cette saison !

Je leur recommande, il est vrai, deux choses : se vêtir d'une bonne veste et tenir la main bien enveloppée, bien chaude, bien garantie.

Cependant, soit au moment de l'accident et dans les quelques heures qui suivent, soit dans les déplacements nécessités par les soins consécutifs, ils subissent certainement l'impression du froid autant pour le moins que le blessé de l'index.

Ce n'est donc pas là encore que se trouve la cause prochaine vraie du tétanos.

Aucune des causes invoquées ne se retrouvant constamment dans tous les cas de tétanos, il faut donc chercher ailleurs.

Quel est le fait constant dans le tétanos traumatique ? . C'est l'existence d'une plaie.

Et quelle plaie ? Une plaie quelconque ; puisque l'expérience démontre que toute plaie, bénigne ou grave, simple ou compliquée, peut être susceptible de faire éclater le tétanos ?

Quelles sont donc les plaies qui donnent lieu au tétanos ? ou plutôt puisque, je le répète, une plaie simple peut y mener, et une plaie compliquée en être indemne, dans quelles

conditions voit-on une plaie quelconque se compliquer de tétanos ?

Voilà, je crois, où il faut chercher la cause prochaine de
cette redoutable complication.

Quel était le siége des plaies dans mes sept cas de tétanos
traumatique ?

Quel était l'état de ses plaies ?

1° Une plaie contuse du crâne de trois centimètres, région
du front ; plaie à bords tuméfiés, béante, malpropre, à peine
recouverte d'un linge douteux.

2° Une plaie contuse du crâne, région du sinciput, de deux
centimètres ; pas même de pansement ou de linge au moment
de ma visite.

3° Une plaie contuse du pouce, pas pansée, à peine enveloppée par un linge, sans protection efficace contre l'air extérieur, exposée à la malpropreté : le malade, charretier, continue à travailler jusqu'au jour où on le décide à venir me
montrer sa plaie, six jours avant sa mort.

(Je me suis demandé depuis, s'il n'était pas déjà pris par le
tétanos lorsqu'il vint me voir, car son cas fut très-aigu ; je
ne pensais pas à l'interroger à ce sujet.)

4° Une plaie contuse de la face, région de la pommette :
je ne vis le malade qu'au dixième jour de son tétanos, la plaie
était guérie ; il persistait seulement un œdème local assez
prononcé.

Je ne sais dans quelles conditions, abstraction faite du
siége et de la nature contuse, se trouvait la plaie au moment
de l'apparition de la complication. Donc renseignements in-
complets.

5° Une plaie du dos de le main, à peine couverte d'un mauvais linge, exposée à l'air, à la malpropreté : la malade continue à travailler, à manier ses légumes terreux.

6° Une plaie de l'index : surface osseuse non couverte par
un lambeau, esquille qui se détache dans le cours de la maladie.

7° Une plaie d'amputation de jambe : trois ligatures, réunion immédiate complètement nulle, lambeau retombant,

mal soutenu, plaie béante. (Je dois dire pour me justifier des soins consécutifs imparfaits, que le malade que j'avais opéré, il est vrai, n'était cependant pas sous ma surveillance; simple consultant, la direction des soins ultérieurs ne m'appartenait pas.)

En résumé, six plaies sur sept siégeaient dans des parties découvertes :

Une plaie offrait, outre cela, une section osseuse sans lambeau protecteur et renfermait une esquille.

Une plaie renfermait trois ligatures (corps étrangers); c'était une plaie vaste, béante, mal rapprochée et défectueusement soignée.

Quatre plaies étaient mal pansées ou pas pansées du tout, dans tous les cas mal couvertes.

Un cas sans renseignement à ce sujet. Enfin, six sur sept étaient des plaies contuses.

Que suis-je donc en droit de conclure de cette exposition des faits relatés précédemment ? C'est que toute plaie, quelle qu'elle soit, paraît pouvoir favoriser le développement du tétanos, si elle est exposée non au froid, mais à l'air extérieur; si elle est ouverte, béante, par conséquent, plus facilement en proie aux ferments venus du dehors; plus exposée, en un mot, à tout ce que le milieu ambiant, avec lequel elle est en contact, peut lui apporter, déposer sur elle, que ces conditions soient le résultat du défaut de soins, de protection, qu'elles soient la conséquence fatale du siége de la plaie, de la nature elle-même de cette plaie, de la présence des corps étrangers extérieurs, des nécroses qu'elle renferme.

Voilà pourquoi, selon moi, et seulement pourquoi, les plaies contuses, déchirées, irrégulières, anfractueuses, les plaies encombrées de corps étrangers organiques ou extérieurs sont à juste titre réputées favoriser le tétanos : parce que ce sont fatalement des plaies ouvertes.

Ayez une plaie comme celles que j'ai décrites plus haut : régularisez, suturez, couvrez au niveau, le plus possible; si vous ne pouvez complètement, entourez ce que vous n'avez pas pu couvrir; puis, cela fait, désinfectez, luttez contre le contact de l'air, et comme vous ne pouvez l'empêcher absolument, contre le résultat de ce contact avec les moyens que la thérapeutique met à votre disposition pour cela ; et vous pourrez, comme moi, garantir de cette complication des blessés qui semblaient en être logiquement, fatalement menacés.

Si je n'ai pas vu le tétanos sévir sur mes nombreux blessés par armes à feu, ce n'est pas parce qu'ils étaient à l'abri du traumatisme, de la douleur, du froid ; ce n'est pas parce qu'ils avaient des plaies régulières bien sectionnées, dans de bonnes conditions de cicatrisation rapide, non encombrées de corps étrangers extérieurs et organiques ; car, quoique rectifiées le plus possible, suturées le mieux possible, ce sont encore de vilaines et mauvaises plaies ; mais je les tiens couvertes, abritées le mieux que je puis du contact de l'air, je cherche à combattre par le pansement l'action de cet air que je n'ai pu empêcher complètement.

Voilà pourquoi, selon moi, ni mon père ni moi n'avons jamais vu le tétanos dans ces sortes de blessures.

Je ne sais si cette interprétation des faits répond à tous les cas de tétanos traumatiques aussi exactement qu'à ceux que j'ai observés, mais de mon observation personnelle j'arrive à conclure :

La cause prochaine du tétanos est dans la plaie, quelle que soit cette plaie, par cela seul qu'en raison de son siége, de sa nature, des corps étrangers qu'elle renferme, du défaut de soins, de protection, elle est exposée au contact de l'air.

Comment agit l'air dans ce cas ? Je n'ai pas la prétention de le savoir, pas même celle de le chercher. J'expose des faits, j'en cherche l'interprétation rigoureuse, et ma seule préoccupation est de tirer de cette interprétation motivée des conséquences au point de vue pratique.

Or, je suis persuadé que les perfectionnements apportés dans les pansements, dans les modes opératoires, qui ont pour but d'empêcher le contact de l'air, d'en combattre les effets, d'en neutraliser les conséquences, et surtout les procédés d'hémostase : ligatures organiques, pression des artères, sutures profondes, qui suppriment tout ou partie les ligatures, véritables corps étrangers qui laissent bâiller plus ou moins longtemps les plaies, donneront raison à cette opinion que j'émets : Le tétanos vient du dehors, c'est l'air qui l'apporte.

Y a-t-il un tétanos faible et un tétanos fort, un tétanos grave et un tétanos anodin, léger ? Mes observations répondent négativement. Il y a des tétanos plus ou moins violents, plus ou moins rapides ; mais un tétanos faible tend de plus en plus à devenir fort, et s'il tue plus lentement, il tue aussi sûrement, s'il n'est arrêté par une médication efficace.

La gravité plus ou moins imminente, la marche plus ou moins rapide du tétanos, sont-elles en rapport avec la gravité et l'importance de la lésion, de la blessure ? Non encore.

La femme blessée à la main est morte le huitième jour.

Le blessé au pouce, le sixième au plus tard.

L'amputé, le dixième.

Si le tétanos, suite de petite lésion, guérit plus souvent, plus facilement que celui qui succède aux grandes mutilations, c'est tout simplement parce que cette maladie, comme toute autre, guérit d'autant moins facilement qu'elle sévit sur un organisme plus déprimé, plus éprouvé, plus affaibli.

Un tétanique non secouru ou chez lequel la médication employée a été inefficace, succombe le plus tard aux environs du dixième jour.

Telles sont encore les propositions qui découlent de l'observation de mes sept malades.

Dans les trois cas où la maladie s'est terminée heureusement, sa durée a été de :

Quinze jours pour le porteur d'ulcères scrofuleux.

Vingt-cinq jours pour la plaie de la pommette.

Trente jours au moins pour la plaie de l'index.

Dans quelle catégorie de tétanos dois-je placer le cas accompagné d'ulcères scrofuleux ?

Je suis bien embarrassé ! Une plaie diathésique qui tend à l'ulcération incessante par suite d'un vice de nutrition quelconque ne possède évidemment pas le mode de vitalité d'une plaie traumatique.

Est-elle susceptible d'acquérir parfois la manière d'être in-

connue d'une plaie traumatique qui se complique de tétanos ?
Si j'en croyais mes tendances, je pencherais pour l'affirma-
tive.

L'opinion que les faits m'amènent à professer sur l'origine
du tétanos, en faisant placer la cause de cette complication
dans une modalité de la plaie impressionnée par le milieu ambiant, quelle que soit la nature de la forme de la solution de
continuité, me pousserait logiquement à supposer qu'une solution quelconque des tissus, c'est-à-dire une porte ouverte
de l'organisme sur le monde extérieur, est la première condi-
tion pour la production du tétanos.

Pourquoi alors une plaie ulcérative, plaie qui parfois tend
à la réparation comme la plaie traumatique, ne paraît-elle pas
comme cette dernière subir parfois les mêmes modalités ?

J'ai trop peu d'expérience personnelle et trop peu d'érudi-
tion à ce sujet pour oser lancer cette opinion paradoxale que
je ne puis appuyer.

J'ai déjà dit, à propos de ce dernier cas, tout ce que j'avais
noté. Je le répète : pas d'action notable du froid, ulcères sié-
geant aux avant-bras, plaies assez mal tenues ; le malade a
travaillé dehors jusqu'au jour où le tétanos le fit aliter.

Le cas fut relativement bénin : il est vrai qu'il fut soigné
dès le début.

J'arrive au traitement du tétanos.

Il y a quelque vingt ans, on en était encore à compter les
rares cas de tétanos, surtout traumatiques, guéris par les
médications les plus dissemblables.

A l'heure actuelle, la guérison d'un cas de tétanos, même
traumatique, n'est plus un fait bien extraordinaire ; moi-
même, dans une pratique modeste et limitée, je compte trois
guérisons sur neuf cas : deux tétanos traumatiques et le tétanos coïncidant avec l'existence d'ulcères diathésiques.

Le premier cas que j'observai était une plaie du crâne,
femme d'une soixantaine d'années, éloignée de ma résidence
de dix-sept kilomètres dans la montagne.

Elle était déjà bien malade lorsque je la visitai ; toutefois

elle avait encore dans ses crises des rémissions assez longues.

La maladie avait été méconnue par un premier médecin, et
lorsqu'après l'examen de la malade, je portai un pronostic
fâcheux, je surpris beaucoup l'entourage. Je conseillai une
potion fortement chargée d'extrait de belladone : la malade
pouvait avaler.

A-t-on essayé? Je ne le sais, je n'ai revu ni la malade ni
sa famille. Un de ses parents, que je vis quelques mois plus
tard, me rapporta qu'elle avait succombé peu à près.

Le deuxième cas était la plaie contuse du dos de la main,
femme de trente-cinq ans environ.

Je la visitai deux jours de suite ; je conseillai encore la
belladone à haute dose, et cette fois la médication fut certainement administrée, mais sans résultat ; la malade mourut
trois jours après ma première visite, au huitième jour de la
maladie.

Le troisième cas fut celui du tétanos spontané.

Le chloral était alors à ses débuts en thérapeutique, du
moins pour moi ; je le prescrivis à cinq grammes seulement :
le malade parut aller mieux pendant quarante-huit heures.

Je me disposai à aller, le troisième jour, lui faire une seconde visite, lorsqu'on vint me prévenir qu'il venait de succomber très-brusquement dans une crise.

J'en étais là comme résultat thérapeutique, lorsqu'un soir
je vois entrer dans mon cabinet un homme qui vient de qua-
torze kilomètres me parler de la part du médecin de la loca-
lité d'un malade, et me demander un conseil.

D'après les symptômes caractéristiques que me détaillait
le commissionnaire, je reconnus un tétanos des plus accen-
tués.

Comme commémoratif, il y avait une petite plaie contuse
de la pommette, actuellement guérie. Les accidents tétaniques remontaient à sept ou huit jours.

N'ayant jamais guéri ni vu guérir de tétanique, je portai
un pronostic fatal, tout en conseillant à mon confrère d'essayer le chloral à haute dose. On n'en fait rien, et quarante-

huit heures après, je suis mandé auprès du malade qui vivait encore.

C'était un homme d'une soixantaine d'années, potier à Roussillon (Isère). Je trouve ce malade dans la raideur complète, bien qu'il soit dans un moment de rémission ; l'intelligence est intacte ; le malade qui peut parler, quoique péniblement, me décrit les crises de constriction thoracique qu'il endure et pendant lesquelles il s'attend à asphyxier. Le trismus est presque aussi prononcé que possible ; cependant le malade peut avec effort produire un écartement de quelques millimètres entre les arcades dentaires et sucer un linge imbibé d'eau vineuse qu'il déglutit goutte à goutte.

Le pouls est normal, la chaleur naturelle.

Le malade est à son neuvième ou dixième jour de tétanos et n'a subi aucune médication.

Je le juge près de sa fin.

Toutefois, je prescris dix grammes de chloral dissous dans de l'eau vineuse, seule boisson que veuille accepter le malade, lequel prendra le médicament toujours par le moyen du linge imbibé et sucé ; plus cinquante gouttes de laudanum administrées en cinq petits lavements qui seront gardés.

Le tout sera absorbé dans les vingt-quatre heures.

Mon confrère étant absent, je recommande de m'envoyer un exprès le lendemain, pour me tenir au courant de ce qui se passera.

Je quitte le malade accompagné du vénérable curé de la paroisse, auquel je ne dissimule pas ma conviction que cet homme succombera bientôt.

Le lendemain, je ne vois venir personne et je pense que mon tétanique est délivré des misères de ce monde.

Le surlendemain matin, à mon grand étonnement, je vois entrer dans mon cabinet la femme de ce malade, qui vient m'annoncer que non-seulement le malade n'est pas mort, mais que les crises sont moins fortes, et qui me demande ce qu'il faut continuer comme médication.

Voici ce qui s'était passé :

Peu après mon départ, le malade avait été repris de ses

violentes crises d'opisthotonos et de constriction thoracique, cela avait duré toute la nuit. La famille, sachant que je n'espérais pas grand'chose du traitement, s'attendant à voir le malade rendre l'âme de minute en minute, n'avait pas jugé à propos d'exécuter mes prescriptions le soir de ma visite.

Le lendemain matin, après une nuit terrible, le malade avait eu un moment de rémission, et une de ses filles, moins bornée que le reste de la famille, avait fini par convaincre les autres enfants et la mère qu'il serait cependant convenable d'essayer ce que j'avais conseillé.

On courut chercher les remèdes prescrits, le malade absorba avec courage son chloral et garda ses lavements; et la nuit qui suivit, sans être bonne, avait été relativement meilleure, les crises moins longues, moins pénibles.

Sans revoir le malade, je fis continuer les premières doses pendant quatre jours ; puis, abandonnant le laudanum, je fis diminuer progressivement le chloral à mesure que l'amélioration augmentait. Quinze jours après, tout symptôme tétanique avait disparu, le malade était guéri.

J'ai eu la satisfaction de le revoir un an après.

Il y avait plus d'une année que ce fait s'était passé, lorsqu'un malade affecté de scrofulides ulcéreuses aux avant-bras, qui venait de loin en loin me demander des conseils, me fait appeler chez lui, à Verlieu, commune de Chavanay (Loire).

Cet homme est alité depuis peu ; sans cause appréciable, il a été pris assez brusquement des symptômes suivants : raideur du cou, trismus qui permet encore un écartement des arcades dentaires de plus d'un centimètre, douleurs constrictives de la poitrine, rachis raide sans être en opisthotonos, membres, surtout les inférieurs, enraidis dans une position un peu fléchie ; déglutition possible mais pénible. Je vois là du tétanos au début, et je porte un pronostic grave, espérant toutefois, grâce à mon premier succès, obtenir la guérison de ce cas plus bénin et surtout traité de meilleure heure.

En raison du peu d'acuité des phénomènes morbides, je ne donne que cinq grammes de chloral et vinq-cinq gouttes de laudanum en lavement ; le lendemain, l'état est loin de s'améliorer : six grammes de chloral ; le jour suivant, pas d'aggravation, mais pas d'amélioration : sept grammes de chloral.

Enfin, à huit grammes de chloral seulement et quarante gouttes de laudanum, les symptômes tétaniques commencent à s'amoindrir sérieusement.

La maladie dura quinze jours. Au quatrième jour d'amélioration bien notable, j'abandonnai le laudanum ; quant au chloral, il fut continué jusqu'à la guérison complète, en diminuant la dose lentement au fur et à mesure de l'amélioration.

Le cas ne présentait, il est vrait, rien de bien violent, de bien aigu ; mais il était au début, et je ne sais trop ce qu'il en serait advenu si la médication n'avait pas produit d'effet.

Quant au diagnostic, il me paraît évident : raideur du cou, du rachis, des membres, douleurs constrictives du thorax, trismus, dysphagie. Cet homme, depuis, a guéri rapidement de ses ulcérations, par suite d'une circonstance intéressante à noter en passant : Je lui avais conseillé l'huile de foie de morue et la tisane de feuilles de noyer ; il jugea à propos de se soumettre à un usage immodéré de cette décoction ; dans l'espérance de se guérir plus vite, il en ingurgita pendant près de trois semaines la quantité assez fabuleuse de près de quatre litres par jour.

Le sixième cas que j'eus à soigner était l'homme porteur de la plaie du pouce.

C'était un misérable journalier que je trouvai couché dans un grenier, sur une paillasse ; lors de ma visite, il était déjà moribond, sans connaissance ou sans possibilité d'en manifester, le pouls à peine sensible, très-accéléré, dans l'opisthotonos le plus prononcé, il asphyxiait et n'avalait déjà plus.

Il était déjà trop tard pour tenter une médication quelconque, par n'importe quelle voie.

J'étais loin de mon domicile, je ne savais pas quel cas j'allais visiter ; je n'avais même pas sur moi de quoi lui faire une injection hypodermique.

Je conseillais l'opium en lavement, et le chloral si le malade reprenait la possibilité de déglutir.

Je crois qu'on l'a laissé mourir tranquille; il succomba le soir même.

Le septième cas était un homme d'une soixantaine d'années atteint de plaie du crâne, suite d'une chute. Il était, lors de ma visite, moins gravement malade que le précédent; il avalait encore et se tenait assis, penché sur son mauvais lit. C'était un pauvre diable assez émacié, fossoyeur et sonneur d'une petite paroisse, mal nourri, indigent. C'était le bureau de bienfaisance de la commune qui m'envoyait chercher pour lui.

Je lui fis ma prescription habituelle : chloral et laudanum.

A-t-on essayé? Je ne sais.

On me fit pressentir, lors de ma première visite, que, vu l'éloignement des pharmaciens, les remèdes seraient apportés le lendemain matin au plus tôt.

J'ai su depuis qu'il n'avait pas tardé à succomber.

Le huitième cas avait été amputé par moi de la jambe, au lieu d'élection.

L'accident qui avait nécessité cette opération avait eu lieu dans une gare de chemin de fer; le blessé avait perdu beaucoup de sang pendant le temps nécessaire pour venir me chercher et pour que je puisse me rendre auprès de lui; après avoir retranché sur les lieux les lambeaux inférieurs qui retenaient encore son pied à sa jambe, j'avais entouré le moignon d'une bande de caoutchouc pour qu'il perdît le moins possible de sang dans son transport de la gare à l'hôpital. Malgré cela, et quelque diligence que j'aie pu faire, je l'avais amputé dans un état presque syncopal. Outre cette cause de faiblesse, cet homme, quoique jeune encore, il avait une quarantaine d'années, était maigre, chétif; il était très-éprouvé par l'accident à tous les points de vue; c'était en voulant sauver une autre victime, qu'il vit du reste mourir à côté de lui de gangrène aiguë, qu'il s'était fait prendre par la locomotive. Outre la dépression organique occasionnée par la mutilation et la perte de sang, il se voyait sans recours contre personne, voué à la misère dans l'avenir; père de famille et charpentier, il lui était difficile de subvenir, son état perdu, aux besoins de sa famille. Le tétanos le prit au quinzième jour.

Je me suis déjà étendu sur l'état de sa plaie, qui, quoique trop béante, avait cependant à ce moment bonne apparence au point de vue d'une cicatrisation par seconde intention.

Il succomba au dixième jour. Il a toujours jusqu'à la fin bu ses dix grammes de chloral et absorbé ses cinquante gouttes de laudanum.

Son tétanos fut plutôt continu que violent.

J'ai regretté de n'avoir pas conseillé à mon confrère de pousser les doses du médicament plus loin.

J'en était là à la fin de l'année dernière comme expérience personnelle, et j'avais fait connaître ces résultats à la Société nationale de médecine de Lyon, lorsque le hasard m'offrit dernièrement l'occasion de traiter un nouveau cas de tétanos traumatique.

Le 12 février dernier, une lettre pressante d'un de mes clients me mandait en toute hâte à Pelussin (Loire) pour visiter le fils d'un de ses amis atteint, au dire du médecin, de tétanos traumatique, survenu à la suite d'une plaie de l'index par écrasement.

La famille et mon confrère m'attendaient.

Dans l'impossibilité absolue de me rendre à Pelussin ce jour-là, je donnai au commissionnaire que je rencontrai dans le cours de mes visites une note dans laquelle je conseillais à mon confrère de soumettre son malade au traitement qui m'avait réussi deux fois : chloral, dix grammes, et laudanum, soixante gouttes en lavement ou injections hypodermiques de morphine à dose équivalente et fragmentée.

Cette note, adressée au signataire de la lettre, fut aussitôt communiquée à mon confrère qui s'empressa de mettre le traitement en usage. Mon confrère choisit le laudanum en lavements.

Le lendemain, le père du blessé vint me trouver pour me prier de venir visiter son malade au plus tôt, et en même temps pour me demander la marche à suivre dans le traitement que j'avais conseillé. Je lui répondis que mon expérience, très-limitée à ce sujet, m'avait fait adopter la marche suivante : donner ces deux médicaments jusqu'à une dose qui influence sérieusement la maladie, puis les abaisser petit à petit, au fur et à mesure de l'amélioration. Je promets une visite au plus tôt, et le supplément de conseil est communiqué à mon confrère.

Deux jours après, sur une troisième invitation, je me rendis à Pelussin dans l'après-midi, et voici ce que je constate : tétanos sérieux remontant probablement à huit jours, car à ce moment le malade a commencé à ressentir une douleur dans la mâchoire, qui a été prise pour une névralgie dentaire.

Le malade, M. G.., garçon très-vigoureux, de vingt-quatre ans, porte une plaie de l'index par écrasement, laquelle présente, malgré un pansement convenablement fait au moment de l'accident, une section osseuse mal couverte et une esquille non encore détachée.

On le tient constamment, sur l'avis de mon confrère, dans une température fixe de 22° que je trouve un peu élevée, tout en approuvant cette fixité de la température du milieu.

Le malade est en sueur, il a de la fièvre, le pouls est à 110, la température est à 39°.

L'opisthotonos est assez prononcé, le trismus, permanent, laisse un centimètre d'écartement entre les arcades dentaires ; le malade déglutit avec une certaine difficulté, mais cependant il peut ingérer dans les vingt-quatre heures une grande quantité de liquides ; il perçoit souvent les terribles douleurs constrictives du thorax, mais elles sont assez courtes ; il sommeille par moment. A la moindre impression un peu vive et sous mes yeux au moment où je l'interroge, il est en proie à des contractions brusques des muscles de la face et des membres, surtout des muscles de la nuque ; ces contractions sont semblables à des secousses électriques.

Cependant, au dire de mon confrère, que j'ai la chance de rencontrer, il y a une amélioration notable sur les premiers jours : la veille, le pouls était à 80 seulement.

Je trouve ce malade qui, du reste, a l'intelligence intacte, sérieusement atteint quoique relativement pas trop mal pour un tétanos de huit jours.

Le traitement a été administré ponctuellement sous la surveillance de mon confrère ; seulement ce dernier a cru devoir porter le laudanum à quatre-vingts gouttes et abaisser le chloral à sept grammes vu l'amélioration relative.

Le malade n'est pas narcotisé, mais il a cependant deux phènomènes de saturation opiacée, il n'urine plus spontanément ; depuis vingt-quatre heures, il faut le sonder, et il éprouve un prurit généralisé. Quand on le sonde, on retire une quantité assez notable d'urine. Je conseille à mon confrère de reporter le chloral à dix grammes jusqu'au douzième jour, quelle que soit l'amélioration. Le délai de douze jours n'étant guère franchi habituellement que par les tétanos qui veulent guérir : l'état du malade, quoique pas trop mauvais, étant loin d'être encore satisfaisant.

Quant au laudanum, il sera, en raison de la saturation, abaissé au gré de mon confrère, qui appréciera la tolérance tout en en continuant l'usage.

On cherchera à alimenter le malade pour prévenir l'épuisement nerveux autant que la fièvre le permettra (le malade du reste avale déjà du bouillon et du vin). On continuera à le sonder tant qu'il en aura besoin.

Huit à dix jours après, le père vient me rendre compte de l'état du malade. L'amélioration a été en augmentant, le malade s'alimente davantage ; cependant les crises persistent. Ces crises paraissent périodiques et surviennent surtout le soir et la nuit. Mon confrère a essayé le matin même une dose de quinine. J'approuve tout en conseillant de ne pas insister si cela n'a rien produit immédiatement.

Le chloral a été abaissé par mon confrère au-dessous de cinq grammes, je le fais reporter à huit, conseillant de ne pas l'abaisser au-dessous de six à sept grammes, mon expérience m'ayant démontré dans le dernier cas de guérison que j'ai rapporté, qu'au-dessous de cette dose le chloral ne paraît pas avoir d'action sérieuse sur les symptômes tétaniques. Les crises du reste ne sont pas détruites, quoique moins longues, moins vives, moins fréquentes ; elles sont encore assez fortes pour qu'à ce moment le malade, courbé en opisthotonos, arc-boute de l'occiput et des talons et puisse être soulevé d'une pièce comme une barre rigide.

Quant au laudanum, mon confrère l'a délaissé petit à petit ; toutefois, lorsque des crises un peu vives surviennent, les parents ont eu l'idée de donner aussitôt un des petits lavements à 15 ou 20 gouttes, et ont remarqué que les crises s'apaisaient peu d'instants après.

Je fais reporter le laudanum à 40 gouttes et le chloral à 6 grammes au minimum ; ces doses seront continuées jusqu'à cessation complète de tout symptôme tétanique sérieux.

Au trente-troisième jour, le père revient me trouver et m'exposer l'état actuel : plus d'opisthotonos, plus de trismus, plus de douleurs constrictives du thorax.

La jambe gauche est faible, la droite sujette à des mouvements brusques, subits, violents, involontaires comme par secousses ; il y a de l'agitation, de l'agacement nerveux, de l'insomnie ; l'appétit est bon, mais l'estomac tolère difficilement le chloral, bien que depuis la dernière fois j'aie conseillé de le diluer davantage.

Jusqu'à ce jour, le traitement conseillé la dernière fois : chloral 7 grammes, laudanum 40 gouttes, a été exactement continué.

Je conseille de cesser tout cela et de donner du bromure de potassium, trois grammes par jour dans un sirop amer.

Combien de temps a-t-il fallu pour calmer cette excitation, qui peut être aussi bien une conséquence du traitement qu'une réminiscence tétanique ? Je ne sais.

Trois semaines après, une lettre de remercîments du père du malade m'annonçait que depuis quinze jours, tétanos et plaie étaient complètement guéris.

Cette observation m'a paru intéressante et par sa terminaison heureuse, par la longueur de la maladie ; c'est au trentième jour environ que les symptômes tétaniques sérieux avaient disparu et au quarantième seulement que la maladie paraît complètement terminée.

Au point de vue du traitement, cette observation m'a été très-utile pour éclaircir des questions que je me posais jusqu'alors sans pouvoir les résoudre.

En associant au chloral à haute dose une certaine quantité d'opium dans le traitement du tétanos faisais-je une faute ? faisais-je quelque chose d'inutile, de superflu ?

Faisais-je, au contraire, une association d'agents thérapeutiques susceptibles de jouer un rôle avantageux dans le traitement?

La première fois que j'associai les deux médicaments dans ce cas, le hasard y fut bien pour quelque chose. Si je joignais au chloral employé à la dose forte qui avait été conseillée dans ce cas, cette dose d'opium relativement faible pour une maladie qu'on est habitué à traiter par des quantités thérapeutiques énormes de n'importe quelle substance énergique, je pensais simplement venir en aide à l'action du chloral en qui du reste était avant tout ma confiance. L'expérience ayant prouvé qu'un malade soumis à l'action d'une quantité même faible d'opium est plus facilement impressionné par les anesthésiques. L'action physiologiques du chloral et de l'opium, sans êtré identique, pouvant être thérapeutiquement synergique dans une certaine limite, je ne pensais pas faire une faute. Et voulant avant tout, je le répète, donner le chloral aux doses massives employées dans cette maladie, j'avais cru prudent de n'y joindre qu'une dose d'opium modérée relativement, soit à la maladie, soit à la dose concomitante du chloral ; craignant justement une action synergique parallèle non corrective qui puisse par cela devenir exagérée et nuisible.

Le hasard m'ayant favorisé la première fois, je gardai bien de changer de manière de faire dans le cas suivant, qui se termina également par la guérison.

C'est pour cette raison, c'est parce que j'avais réussi deux fois que je conseillai avec persistance l'emploi simultané de ces deux médicaments dans les quatre cas ultérieurs :

1° La plaie du pouce, où cette médication ne put, je crois, pas être administrée ;

2° Une plaie du crâne, où elle ne fut que peu ou pas faite ;

3° L'amputé où elle échoua ;

4° Le malade de la dernière observation que je viens de rapporter, où elle réussit.

Mais malgré les résultats heureux, il ne m'était pas démontré si je faisais une chose surperflue en associant l'opium au chloral, surtout dans les proportions relatives où l'opium n'entrait que pour une quantité faible, peut-être pusillanime.

J'ai cherché dans ma dernière observation une réponse à tout cela.

Un tétanique soumis au chloral à haute dose perçoit-il une action quelconque d'une quantité d'opium administrée simultanément, équivalente à vingt centigrammes d'extrait thébaïque, à quatre ou cinq centigrammes de morphine ? Oui, évidemment, puisque mon malade, à quatre-vingts gouttes de laudanum, a eu de l'anurie et du prurit généralisé : deux phénomènes de saturation opiacée.

Il y a donc lieu de croire que, dans ce cas, cette dose est, susceptible d'amener une action thérapeutique quelconque, puisqu'elle a déterminé des symptômes physiologiques reconnus comme succédant à une impression sérieuse de ce médicament sur l'organisme chez un tétanique soumis simultanément, il ne faut pas l'oublier, à l'action du chloral à grande dose.

Quelle qu'en soit l'importance, cette action est donc incontestable dans les conditions que je viens de préciser.

Si j'en croyais même ma dernière observation, la dose d'opium ne devrait pas être portée trop au-delà de la quantité qui a été employée dans ce cas.

Quelle part l'opium peut-il réclamer dans le résultat heureux de cette médication complexe ? il est difficile de le préciser.

Tout ce que prouve mon observation, c'est que l'intervention de l'opium n'a pu qu'être plus ou moins avantageuse pour le malade, car on y trouve ce fait important : que lorsque malgré l'action incessante du chloral une crise tétanique éclatait, l'opium administré à la dose de 15 gouttes le calmait presque aussitôt.

Du reste, cette action de l'opium sur le tétanos n'est pas nouvelle, puisque ce médicament, à lui seul, a fourni un sérieux contingent de guérison ; je n'insiste que sur l'action de cette faible dose chez un malade simultanément soumis à de fortes doses de chloral.

Un dernier mot. Il ressort de mes observations qu'au-dessous de six à sept grammes, le chloral ne paraît pas avoir d'action sur les symptômes tétaniques sérieux, et qu'il est, par conséquent, inutile de le donner ou de l'abaisser en deçà, tant que le malade n'est pas à peu près guéri.

Enfin, on se demandera peut-être pourquoi j'ai employé l'opium sous la forme un peu vieillotte de laudanum en lavements ?

Ma réponse est facile : le médecin de campagne, fort éloigné de ses malades, est obligé, quand il veut employer une médication fractionnée, d'avoir recours à un mode d'administration qui puisse être confié à la personne la plus étrangère à l'art.

Du reste, je ne tiens pas à cette forme de médication.

Je ne tiens pas à la façon dont il a été administré.

Je ne tiens même pas absolument aux doses qui sont encore à l'étude pour moi.

Je tiens uniquement à cette association de ces deux agents thérapeutiques (chloral et opium), qui, sur quatre cas où je l'ai employée sérieusement, m'a donné trois guérisons.

OUVRAGES DU MÊME AUTEUR

DES NÉVROSES DIATHÉSIQUES

Concours pour le prix Civrieux (1870)

Récompensé d'un encouragement de **300** fr. par l'Académie de médecine.

DES DEVOIRS DU MÉDECIN

DANS LES CAS DE

CONTAGION DES ACCIDENTS SYPHILITIQUES DES ENFANTS

AUX NOURRICES ET RÉCIPROQUEMENT

Mémoire couronné par l'Association des médecins de la Côte-d'Or.